ÉRYTHÈME

SCARLATINIFORME RHUMATISMAL

PAR

L. DERRÉCAGAIX

Docteur en médecine de la Faculté de Paris.

LE MANS

IMPRIMERIE PELTIER & DROUIN

23, RUE COURTHARDY, 23.

1875

ÉRYTHÈME

SCARLATINIFORME RHUMATISMAL

PAR

L. DERRÉCAGAIX

Docteur en médecine de la Faculté de Paris.

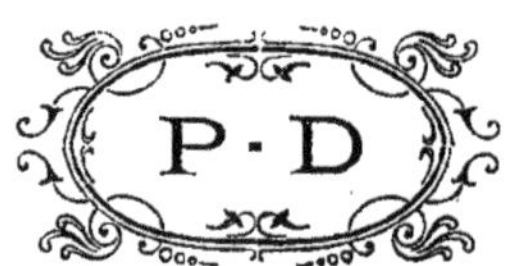

LE MANS
IMPRIMERIE PELTIER & DROUIN
23, RUE COURTHARDY, 23.

1875

ÉRYTHÈME SCARLATINIFORME

RHUMATISMAL

INTRODUCTION

En France nous ne sommes pas familiarisés avec
l'exanthème qui fait l'objet de ce travail ; mais, comme
on le verra dans la partie consacrée aux observations, il
n'est pas douteux qu'il ait été fréquemment étudié en
Angleterre, ce pays classique du rhumatisme et de la
scarlatine : il a même fait l'objet de travaux de la part
de plusieurs médecins du commencement de ce siècle.

. Le sujet n'en a pas moins pour nous une importance
dont il est facile de se convaincre. En effet, de la
connaissance parfaite de cette affection découle un
nombre infini de faits médicaux qui se rattachent
directement soit à la diathèse rhumatismale, soit encore
à tous les exanthèmes analogues, que ceux-ci proviennent
de causes internes, inhérentes à l'individu comme l'état
puerpéral par exemple, ou même de causes externes.

Un intérêt plus direct encore attire l'attention et exige
la sagacité du médecin. Cette maladie est rare chez nous
comme nous venons de le dire, et de plus elle se relie à
une diathèse, d'où résulte que le pronostic et le traitement
augmentent considérablement de valeur. Enfin sa
ressemblance avec la scarlatine nous met en mémoire
les sages paroles de M. le professeur Hardy, à propos de

l'érythème scarlatiniforme : « On voit combien cette éruption ressemble à la scarlatine et il n'y a pas de doute qu'il ne se commette de fréquentes méprises sous le rapport du diagnostic. »

Dans le courant de cette année, M. le professeur Lasègue a pu porter un pronostic certain chez deux malades qui ont été traitées dans ses salles. Nous avons joint une troisième observation fort importante recueillie dans le *Medical Times*. Les autres ne présentent peut-être pas toutes la même valeur clinique, mais elles n'en ont pas moins été classées dens le cadre morbide que nous étudions. Leur ensemble nous a permis de les rapprocher entre elles par quelques caractères communs, et nous avons essayé de les dégager le plus nettement possible de toutes les autres formes analogues avec lesquelles on pourrait les confondre.

En effet, l'érythème scarlatiniforme idiopathique est décrit dans nos auteurs classiques, celui qui se relie à l'état puerpéral a été traité dans la thèse remarquable de M. Guéniot, en 1852, et la même année M. Ferrand, consacrait aussi quelques lignes à l'érythème scarlatiniforme rhumatismal qui nous occupe.

HISTORIQUE

Je n'irai pas rechercher les descriptions de l'éruption cutanée dont je parle, dans les auteurs très-anciens. — Cependant Cazenave dit qu'Hippocrate admet très-bien des éruptions à titre de symptôme fluxionnaire d'un état morbide général. — Galien, Oribase, Paul d'Egine et d'autres après lui considèrent les exanthèmes comme des complications fréquentes de la goutte et du rhumatisme.

— Boerhaave lui-même disait en 1695 à propos du rhumatisme et de ses manifestations : « hinc apparet hujus modi admodum facies. » — Van Swieten parle bien d'une éruption pustuleuse, phénomène critique durant certains cas de rhumatisme articulaire aigu, mais il ne dit rien de notre sujet proprement dit. Que ces phénomènes soient considérés par Hippocrate comme des accès critiques, ou par Galien comme des complications de la maladie principale, ou même des efforts de l'organisme pour éliminer les principes morbides (Musgraave), il n'en est pas moins vrai que toutes ces idées sont trop générales pour qu'on y trouve un rapport direct avec notre sujet, et tant qu'on n'a pas distingué nosologiquement les fièvres dites nerveuses, malignes, pétéchiales, putrides, scarlatine, certaines formes de rhumatisme, suette miliaire, etc., etc., il est impossible de croire qu'on s'en soit fait une idée pour si vague qu'elle soit. Ces affections morbides que nous venons de citer ont été l'objet de discussions très-grandes pendant toute la première moitié du xvii⁰ siècle jusqu'à de Häen. Oubliées un instant, elles reparaissent au xviii⁰. — Sydenham, en 1785, s'occupe de la fièvre miliaire de nature identique ou à peu près à toute éruption et atteignant, les deux sexes indifféremment. — Après lui David Hamilton, Pierre Gerike, Allioni en parlent aussi dans leurs ouvrages.

Josias Weitbrecht divise cette maladie en deux périodes : à la première apparaissent les douleurs articulaires, avec anxiété précordiale, fièvre violente, sueurs abondantes, à la deuxième surviennent des taches rouges pétéchiales plus ou moins larges, plus tard, miliaire rouge ou blanche. — Störck considère la miliaire comme symptomatique et soutient cette opinion contre de Häen

Au XVIIIe siècle, Sydenham assiste à une épidémie de
scarlatine et ose à peine faire entrer cette maladie dans
le cadre nosologique. Toutefois, sous le nom de rhumatisme scorbutique, il semble décrire plusieurs exanthèmes
arthritiques. — A cette époque-là encore, la goutte et le
rhumatisme n'étaient pas séparés cliniquement. —
Baillou entrevoit certains exanthèmes, mais lesquels?
Cet auteur, cependant séparait déjà la goutte et le rhumatisme. — Stoll durant les fièvres estivales de 1776
décrit des taches rouges, mais c'est surtout dans sa
médecine pratique, qu'il attire l'attention sur les rapports
intimes du rhumatisme avec une foule de maladies,
entre autres avec des fièvres rubéoliques et pétéchiales.
— Après Stoll, Lorry signale et décrit sans préciser des
éruptions qui apparaissent à la suite de violentes douleurs articulaires. Il considère ces éruptions comme des
symptômes du rhumatisme aussi bien que la fluxion articulaire. Poupart, son contemporain fait de même. —
Cullen décrit un rhumatisme scorbutique et un rhumatisme miliaire. — Willan pense que l'érythème scarlati-
forme est plutôt occasionné par la chaleur. Biett l'a vu,
lui aussi, sous forme épidémique. — C'est à la fin du
XXIIIe siècle qu'on entrevoit la nature de la maladie,
mais c'est surtout au XIXe siècle qu'il est réservé de parler d'une façon vraiment scientifique de l'érythème
scarlatiniforme rhumatismal ; ainsi Barthez, Cruveilhier,
Chomel, Pinel, attirent tour à tour l'attention sur les
manifestations cutanées du rhumatisme. — En 1820,
Joseph Franck, à l'exemple de son père, D. Franck,
signale la présence des exanthèmes symptomatiques
dans les affections rhumatismales, et surtout dans la
fièvre dite rhumatismale, pétéchies, miliaires, etc., etc.

— Samuel Plumbe n'oublie pas la relation qui existe entre les maladies de la peau et les affections constitutionnelles. — Schöenlein fait à son tour des travaux sur le peliosis rhumatica (roséole). Son élève, le Dr Fuchs Conrad fait une analyse savante de son ouvrage, et de plus il étudie spécialement l'éruption scarlatiniforme dans le rhumatisme et la goutte. — Le Dr Murray mentionne une *variété de scarlatine*, observée à Aberdeenshire : il compare ce qu'il a vu à une épidémie analogue qui a régné dans les Indes occidentales. Il la rapproche aussi de la fièvre rhumatismale éruptive décrite par Cock (*London medical gazette*), et qui n'est autre qu'un erythème scarlatiniforme des mieux accusés, et admis comme tel par MM. Duriau et Legendre. — Alibert, Cazenave, n'oublient pas les éruptions dans le rhumatisme. Rayer en parle aussi, mais il laisse à désirer au point de vue de la symptomatologie descriptive. —Villeneuve, dans son dictionnaire, donne un article trèscomplet sur la matière ; il remarque le rhumatisme survenant à la fin de la scarlatine, mais il avoue que tous ces exanthèmes dont il vient de parler ont été mal connus et mal étudiés. —Il ne faut pas cependant accuser la France d'être un peu en retard, car ce n'est pas jusqu'ici l'observation scientifique qui manque, c'est la maladie qui fait défaut aux cliniciens. L'Angleterre, au contraire, a toujours été plus exposée à la scarlatine et au rhumatisme.

Arrivons maintenant aux auteurs modernes. —Bouillaud s'exprime ainsi : « Entre autres symptômes de cette affection, la chaleur de la peau accompagnée ordinairement d'une sueur abondante et consécutivement quelquefois de sudamina très-nombreux, accompagnés d'une véritable éruption miliaire et de taches rouges analogues à la roséole. » Il ne croit pas qu'on puisse leur attacher une grande importance, et cela se voit d'autant mieux qu'il ne précise pas beaucoup leur diagnostic différentiel, peut-être n'y voit-il qu'une coïncidence. Il n'en est pas moins établi pour lui que la peau est très-riche en éléments de sécrétion, et pour cela appropriée aux manifestations rhumatismales.

Quand M. Pidoux dit : J'ai vu sur huit cas de scarlatine, dans lesquels *l'éruption n'avait pas été très-prononcée*, le rhumatisme se déclarer immédiatement ou peu de temps après la disparition des plaques rouges et, dans quelques-uns des cas, la desquamation ne se faire qu'après la guérison du rhumatisme, il est évident que ces faits sont assez rares, mais ils n'attirent pas moins l'attention du savant qui établit une relation intime entre le rhumatisme et cette *éruption peu prononcée de scarlatine*. Malheureusement il n'assigne pas une valeur bien exacte à l'érythème. — Monneret admet une foule d'érythèmes rhumatismaux, mais il ajoute que rien dans la forme ou dans la marche de ces maladies cutanées ne peut servir à les caractériser. Il nie même certaines manifestations symptomatiques. — Grisolle, Trousseau et Pidoux admettent que, sous l'influence d'une même diathèse rhumatismale, il se développe un grand nombre d'états morbides distincts par la forme, se remplaçant les uns les autres, ou coexistant entre eux — Les cliniques de Graves, de Dublin et de Bennett, d'Edimbourg nous ont été d'une faible utilité. — Trousseau écrit ceci : « Dès la première période de la scarlatine, les douleurs apparaissent et elles peuvent même se montrer parmi les prodromes. Souvent, en effet, au milieu d'une bonne santé, éclate une fièvre violente, accompagnée de céphalalgie, de chaleur très-vive de la peau, de douleurs dans la région lombaire, dans les membres et dans les articulations. Puis survient l'exanthème qui subit avec le rhumatisme une évolution de sept à huit jours, après quoi ces phénomènes de l'état aigu cessent pour faire place à la desquamation.— « Dans cette forme l'une des manifestations morbides peut l'emporter sur l'autre en intensité. Il y a une sorte d'antagonisme entre l'exanthème et les phénomènes articulaires. » — M. Peter va plus loin (*Union médicale* de 1870, t. I, p, 789). « Ce n'est pas par hasard qu'on a des accidents rhumatismaux sous l'influence de la scarlatine, mais bien parce qu'on est rhumatisant. »

Hebra, professeur de dermatologie à Vienne, au paragraphe 2, p. 386, chap. XV, signale les éruptions miliaires du rhumatisme. — A la page 196 de son Traité, il condamne sévèrement le titre de scarlatine qu'on a donné à des éruptions qui ont une grande anologie d'aspect, et qui se sont associées alors avec d'autres affections, le typhus, l'état puerpéral; elles ne doivent être regardées que comme de simples érythèmes. Toutefois, nous ne trouvons nulle part cet auteur très-explicite en ce qui concerne l'éruption scarlatiniforme dans ses rapports avec le rhumatisme. — Bazin, dans les affections cutanées arthritiques, ne parle pas de l'érythème scarlatiniforme, mais après avoir décrit quatre périodes à l'arthritis, il admet d'autres troubles morbides qui peuvent venir compliquer accidentellement cette diathèse. Il établit cette distinction pour le rhumatisme articulaire aigu : « Toute l'économie, dit-il, étant sous son influence, les troubles morbides qui surviennent ne sont pas des affections arthritiques, car, pour être ainsi envisagées, elles devraient apparaître indépendamment de la poussée aiguë du rhumatisme, et seulement à la 4e période de la maladie, époque des manifestations viscérales. » — Il décrit, cependant, une roséole scarlatiniforme sur laquelle nous dirons quelques mots au diagnostic. — M. le professeur Hardy donne un tableau clair et succinct de l'érythème scarlatiniforme qu'il fait concorder avec des phénomènes généraux, et qu'il range dans les fièvres pseudo-éruptives. Il rappelle G. Sée qui a trouvé l'érythème scarlatiniforme comme complication du croup et de l'angine diphthéritique. Son article du dictionnaire nouveau de médecine est la reproduction des idées de son ouvrage. — N'oublions pas en terminant cet historique l'école anglaise. D'après l'observation que nous avons pu trouver dans le *Medical Times*, par le docteur Fairbank Royston, on voit qu'il a fallu deux cas intéressans qui faisaient, pour ainsi dire, antithèse pour être reproduits dans ce journal.

Enfin, pour les ouvrages cités ou qu'on pourrait consulter avec fruit, nous renvoyons le lecteur à l'index bibliographique.

CONSIDÉRATIONS GÉNÉRALES

Avant d'aborder l'étude symptomatique de notre sujet, nous rappelant dans combien de circonstances différentes on trouve l'affection dont nous parlons, nous avons remarqué le rapport pathologique très-notable qui existe entre plusieurs entités morbides très-distinctes cliniquement. Ainsi, l'érythème scarlatiniforme a été signalé successivement dans la diphthérie, le choléra, le typhus, la puerpéralité, l'infection purulente. On l'a même vu idiopathique, isolé de toute autre maladie.

M. Guéniot fait ressortir, dans sa thèse, d'une manière fort saisissante l'érythème d'origine puerpérale.
L'existence de la puerpéralité est importante, car la
nature de l'espèce morbide est tellement bien définie
que l'auteur lui donne le nom de scarlatinoïde. —
M. Blondeau, dans un article inséré dans les *Archives de
médecine* (scarlatine et rhumatisme), étudie une épidémie
de scarlatine et se trouve justement en présence d'une
scarlatine fruste chez son fils qu'il reconnaît rhumatisant
par hérédité. Il établit un parallèle entre ces deux affections, et passe en revue un grand nombre de manifestations pathologiques communes à la scarlatine et au rhumatisme. Pour ne parler que de la chorée, il écrit ceci :
« Il arrive assez souvent que plus ou moins longtemps,
six semaines, deux mois, trois mois après la scarlatine,
les enfants sont pris de la danse de Saint-Guy, dont les
rapports avec le rhumatisme sont maintenant si nettement établis (G. Sée, *La chorée dans le rhumatisme*,
1857). Généralement dans ces cas, des bruits de souffle
cardiaque, conséquence de lésions valvulaires que l'en-
docardite a déterminées, des bruits de frottements péricardiques, résultat des modifications que l'inflammation
de la membrane séreuse d'enveloppe du cœur a fait
éprouver à cette membrane, montrent d'une façon
péremptoire que c'est par l'intermédiaire du rhumatisme
que la chorée se rattache à la fièvre éruptive qui l'a, de
plus ou moins loin, précédée. » Finalement, il conclut à
une analogie étroite, déduite de nombreuses altérations
auxquelles ces deux affections donnent lieu.

Le caractère épidémique du rhumatisme admis par
Pringle, Stoll, Ströck, Chomel n'est-il pas là encore pour
les rapprocher ? — Faut-il aussi se demander si nous

avons assisté simplement à une modification de scarlatine pendant le cours d'une diathèse rhumatismale ou autre? — En lisant R. J. Graves nous trouvons un sujet de plus d'analogie entre la fièvre éruptive et l'exanthème, et, en parlant de l'influence que le temps apporte dans la modification de certaines maladies, le savant clinicien, dans une lecture faite à ses élèves d'une traduction de l'allemand Autenrieth, son ami, s'exprime ainsi :

« Cette cause, qui est également sous la dépendance *du temps* est d'une importance extrême, tant au point de vue théorique qu'au point de vue pratique ; malheureusement, on lui a rarement accordé toute l'attention qu'elle mérite. — « La réalité de cette influence est démontrée par les effets qu'elle produit, mais sa nature reste inconnue. J'ai en vue en ce moment la *constitutio morborum stationaria*, qui d'abord a été signalée par Sydenham et qui depuis est tombée dans l'oubli, ou a été confondue soit avec l'influence permanente des saisons, soit avec des perturbations atmosphériques dont il a été question plus haut. Il a été constaté que toutes les maladies présentent une certaine *constitution,* c'est-à-dire une *modalité d'expression* qui reste la même, sauf quelques interruptions momentanées, pendant une série d'années successives, jusqu'à ce qu'elle soit définitivement remplacée par une autre. — Cette observation est applicable à toutes les maladies, contagieuses ou non, aiguës ou chroniques ; pour ces dernières, toutefois, le fait est plus rare à moins qu'elles ne présentent un certain degré d'excitation générale. »

Peut-on enfin relier tous ces états morbides signalés plus haut, par le côté dyscrasique du sang, sorte de pyohémie dont le retentissement dans l'organisme se traduirait par des lésions analogues, et en particulier sous la forme éruptive que nous étudions ?

Quoi qu'il en soit, la clinique étudie près d'un malade deux états pathologiques bien distincts : l'un, la scarlatine, fièvre éruptive, contagieuse, spécifique, *ne récidivant point*, l'autre qui peut exister après cette dernière, non contagieuse, se rattachant à un état diathésique.

DÉFINITION

MM. Littré et Robin définissent la diathèse, une disposition générale en vertu de laquelle un individu est atteint de plusieurs affections locales de même nature. C'est assez dire que la diathèse rhumatismale, ne pouvant se soustraire à cette disposition générale, se manifeste à nous sous une foule d'aspects très-différents les uns des autres. Pour ne citer que les manifestations cutanées, nous avons les divers érythèmes noueux, papuleux, marginés, papulo-tuberculeux, l'urticaire, l'intertrigo, la roséole, le purpura, l'herpès, le zona, l'érysipèle et d'autres encore, communes aux affections fébriles en général comme la miliaire et les taches ombrées (ces dernières existent dans le rhumatisme cérébral).

Nous savons que tous les auteurs n'admettent comme rhumatismales qu'un certain nombre de ces affections, mais l'expérience n'a pas encore prononcé d'une façon définitive.

Dans nos observations, l'origine rhumatismale ne peut être niée. Or, en même temps l'aspect de l'exanthème ne peut se confondre à première vue qu'avec la scarlatine. Il était juste de lui donner une appellation qui résumât ces deux grands caractères· Nous sommes donc porté à considérer, avec Trousseau, l'exanthème subordonné à la diathèse, ceci ne doit impliquer en rien la scarlatine comme on le verra par la suite.

ÉTIOLOGIE

M. Ferrand simplifie beaucoup cette question, en voulant réduire l'étiologie des exanthèmes rhumatismaux à l'idiosyncrasie, et croire que les auteurs qui ont signalé les éruptions comme Huxham, Fréd. Hoffmann, Stoll ont eu surtout affaire à des rhumatismes peu plastiques, peu inflammatoires, touchant de près à la putridité, tandis que chez nous, Bouillaud, et plus récemment Legroux et Vigla ont signalé à la Société des hôpitaux des observations remarquables de rhumatismes inflammatoires n'ayant pas de manifestation éruptive.

L'origine des causes échappe trop souvent à notre esprit pour vouloir chercher une explication plus satisfaisante, nous avons cependant d'autres faits à examiner.

Saisons. — Toutes les fois qu'une partie ou que tout l'organisme se trouve exposé directement aux causes extérieures, il en subira l'influence ; mais l'impression sera toujours en rapport direct avec sa sensibilité. Il ne suffit pas, en effet, de sentir le froid ; il faut pour en devenir malade, avoir une susceptibilité spéciale. Nous voyons tous les jours que de deux personnes soumises à des conditions identiques de température, l'une échappe à la maladie, pendant que l'autre y succombe. Toutefois la variation subite de l'atmosphère, l'exposition prolongée à des températures extrêmes très-éloignées de notre normale 37° 4, mettent la peau, ce vaste appareil de sécrétion, dans des conditions nouvelles trop brusques pour être supportées impunément. C'est ainsi qu'on peut expliquer l'érythème scarlatiniforme épidémique observé par Willan et Biett pendant l'été.

La forme éruptive que nous étudions est plus fréquente en Angleterre, et le climat de ce pays contribue évidemment au développement de la maladie. Nous savons que le rhumatisme appartient surtout aux contrées froides et humides ; tandis qu'il est inconnu aux régions polaires et dans les zones tropicales. Peut-être, pouvons-nous ajouter, mais alors en nous rapprochant des faits généraux, qu'il affecte plus souvent les femmes et les gens pauvres. En outre, pays maritime par excellence, l'Angleterre nourrit une population nombreuse obligée de lutter contre l'insuffisance de ses productions agricoles. Elle atteint ce but principalement au moyen d'une consommation de poisson qui est considérable dans ce pays. Nous pourrions même trouver un usage immodéré de conserves et d'autres mets échauffants ; mais il est inutile d'entrer dans des détails d'hygiène plus étendus. Toutes ces raisons admises *a priori*, étant donné que le développement des exanthèmes cutanés est favorisé par ces mauvaises conditions, on pourrait comprendre la fréquence de l'érythème scarlatiniforme dans ce pays. Nous n'émettons cette opinion que sous toute réserve, car il nous faudrait une statistique importante pour prouver des faits de cette nature.

Mentionnons aussi la fugacité de certaines éruptions chez quelques personnes. Faut-il l'attribuer à un état spécial de la peau chez le sujet ? Mais lequel ? L'hérédité est encore une question pathogénique qui nous échappe.

En physiologie, on a quelquefois attiré l'attention au point de vue des tempéraments, sur la plus grande activité de la vie nutritive chez les gens du Nord, par oppo-

sition à la prédominance plus accusée du système ner-
veux chez les gens du Midi. Y aurait-il là une cause qui
pourrait faire supposer une prédisposition, chez les premiers, pour la maladie qui nous occupe ? L'observation
clinique, pour résoudre cette question, a besoin d'un
plus grand nombre de faits.

Sans ajouter trop d'importance à la question de l'âge,
on peut toujours éliminer l'âge mûr et se reporter avec
plus de sûreté sur l'adulte ; ce dernier, en effet, paie le
plus souvent sa dette à l'affection qui nous occupe.

Pour nous résumer, nous dirons :

Causes occasionnelles : froid, humidité, variations
extrêmes de la température.

DIATHÈSE

Causes prédisposantes : l'âge adulte, le sexe féminin, le
tempérament sanguin avec exagération du système capil-
laire cutané, le régime, etc. Bien entendu, la diathèse est
toujours prête à se manifester ; mais elle prendra la forme
éruptive de préférence dans les conditions que nous
venons d'énoncer.

SYMPTÔMES, MARCHE, DURÉE, TERMINAISON.

Vu la rareté des observations, il a été bien plus difficile de diagnostiquer la diathèse rhumatismale en
l'absence de manifestations autres que celles que nous
étudions ; au contraire, la lésion articulaire étant la plus
classique, la coïncidence de cette lésion avec l'exanthème fait tomber toutes les difficultés.

Quant à assigner, comme M. Bazin, une période à
chaque symptôme et dire que les manifestations cuta-

nées appartiennent à la première période, que la lésion articulaire appartient à la troisième, etc., avant nous, des personnes plus autorisés par l'expérience et le savoir ont réfuté ces idées, et pour notre compte, nous renvoyons le lecteur aux observations que nous donnons à l'appui de notre manière de voir. — La marche de l'érythème scarlatiniforme peut se diviser en trois périodes se succédant les unes aux autres, à savoir : invasion, éruption, desquamation. — Je ne veux pas dire par là que ces trois périodes sont bien séparées les unes des autres, ce serait méconnaître les caprices de la diathèse à laquelle nous assistons. L'invasion est toujours très-brusque, et elle ne tarde pas à laisser apercevoir des plaques d'un rouge vif, qui font saillie sur le reste de l'épiderme sain, mais non pas toujours. Sur ces taches rouges qui ne tardent pas à s'étendre pour arriver souvent à se réunir, s'élèvent de petites vésicules, sorte de pointillé extrêmement serré, qui reposent elles-mêmes sur une base d'un rouge très-vif. c'est l'éruption miliaire qui cependant fait quelquefois défaut. Dans tous les cas l'éruption n'est pas toujours généralisée ; elle apparaît principalement aux aisselles, au tronc, au cou et envahit successivement les autres parties du corps. Enfin la desquamation, qui exceptionnellement ne paraît pas dans les observations 4, 6, 7, suit l'ordre indiqué par l'éruption. — Il est facile de noter l'irrégularité qui préside souvent à l'apparition de ces trois périodes et c'est là un caractère important de la diathèse rhumatismale. De sorte qu'on peut considérer à l'érythème scarlatiniforme rhumatismal deux sortes de symptômes : les uns, nous les appellerons directs, sont tirés de l'exanthème, et les autres, ou indirects, ressortent de la diathèse elle-même ; et, en

2

effet, la maladie revêt tout le temps ces deux caractères qui contribuent à lui donner une physionomie personnelle.

Il est difficile d'assigner une limite exacte de temps dans la généralité des affections ; ici, cependant, nous pouvons donner une durée moyenne de deux septénaires, tout en n'oubliant jamais les nombreux éléments qui peuvent la faire varier. — Dans les observations que nous avons sous les yeux, la terminaison a été favorable, mais s'en suit-il de là qu'il faille conclure à une forme toujours bénigne. Il est plus prudent de garder une réserve en rapport avec l'exanthème ; ainsi dans l'observation III, le médecin anglais reconnaît l'énorme gravité du cas qu'il a observé. Il avait à soigner un malade déjà affaibli, dans de mauvaises conditions hygiéniques et dont l'exposition à un froid très-rigoureux a été exceptionnellement longue. Les antécédents médicaux sont dans ce cas des éléments très-appréciables pour porter un pronostic. Les autres sujets paraissent avoir opposé à la maladie une constitution robuste favorable à une bonne terminaison.

En résumé, voici un aperçu sommaire qui donnera une idée à peu près exacte de l'érythème. La période d'invasion peut présenter des symptômes intenses, mais le plus souvent ils sont nuls, c'est-à-dire que le malade, quoique ayant eu du frisson, de la lassitude musculaire, de la céphalalgie et de la fièvre, a été éprouvé si rapidement, qu'il ne se rappelle guère que cette sensation sèche et mordicante de la peau, au moment où l'exanthème apparaît. Dans la seconde période, l'éruption se montre d'abord par plaques larges, irrégulières, d'un rouge vif, sur lequel apparaît le pointillé formé de petites vésicules serrées, soulevant l'épiderme, et qui fait donner le nom de miliaire à la scarlatine, mais la période éruptive peut se présenter sous diverses formes comme dans cette dernière maladie.

On a dû remarquer que nous ne mentionnons pas les symptômes du pharynx et de la langue ; ce caractère négatif est d'une grande valeur, comme nous le verrons plus loin. La marche de la température sera aussi l'objet d'observations spéciales.

La troisième et dernière période est celle de la desquamation, et n'a rien de particulier quand elle existe, car elle se comporte comme dans la scarlatine. Ce sont des écailles petites ou grandes qui se détachent ; jamais elles ne sont pulvérulentes comme dans l'exfoliation épidermique de la rougeole.

Quant à la néphrite albumineuse et aux urines coagulables de la scarlatine (Rayer), rien de tout cela n'existe ici.

Nous n'avons pas non plus distingué quatre périodes, comme M. Guéniot l'a fait dans sa thèse sur l'érythème scarlatiniforme de la puerpéralité, parce qu'il nous paraissait plus simple d'envisager la question comme l'ont fait nos maîtres. Nous avons ainsi supprimé la période de transformation intercalée entre l'éruption et la desquamation.— Les phénomènes articulaires peuvent exister avant, pendant et après la manifestation cutanée, comme dans l'observation III, ou bien faire défaut sur le moment pour se déclarer plus tard. (Obs. I.)

DIAGNOSTIC

Nous allons aborder une des parties les plus importantes de notre travail. Déjà nos connaissances anté-

rieures nous ont permis de donner une idée générale ;
maintenant nous allons détacher en relief tous les caractères qui font de l'érythème scarlatiniforme rhumatismal une espèce morbide spéciale.

Et d'abord, les symptômes d'invasion sont rapides ; ils
ne semblent pas avoir l'intensité qu'on observe dans la
scarlatine, par exemple. Et cependant nous observons
tous les phénomènes morbides du début, la courbature,
la céphalalgie, le frisson, la fièvre, tout ce cortége enfin
des troubles physiologiques du commencement des
affections fébriles aiguës, mais leur intensité est bien
moindre.

L'éruption peut apparaître comme dans la scarlatine
par les jointures, du côté de la flexion, les aisselles, les
aines, le cou, le tronc. Ici encore, on ne retrouve pas toujours cette prédilection localisatrice bien déterminée ; et,
d'après l'ensemble des observations, ce caractère d'irrégularité est plus fréquent dans notre exanthème. —
L'éruption est-elle constante au visage, aux pieds et aux
mains ? Est-elle accompagnée de tuméfaction de ces
diverses parties ? Tantôt oui, tantôt non, et d'ailleurs la
valeur de ces signes est peu considérable. Donner une
limite quantitative à la chaleur, à la sécheresse de la
peau, à cette sensation mordicante que le malade éprouve
n'est pas possible non plus. Nous en constatons seulement l'existence.

Le pouls n'a certainement pas la fréquence de la scarlatine. Dans cette dernière, on trouve, en effet, 100, 110,
120 pulsations, et si nous les rencontrons dans l'observation III, rappelons le caractère de gravité inusitée de
cette forme.

La température attire tout spécialement notre atten-

•tion. Wunderlich dit ceci : « Dans tous les cas un peu intenses de scarlatine, nous trouvons, soit comme phénomène unique ou bien accompagné de quelques autres symptômes, ou même parfois n'apparaissant que quelques heures après tous les autres, une élévation thermique rapide et continue, faisant monter la température à une hauteur considérable (39°,5 à 40°5) dans l'espace de quelques heures, souvent avec des frissons plus ou moins intenses. » Plus loin il ajoute : « La durée de cette ascension varie beaucoup : elle peut n'être que de douze heures ou se continuer pendant quatre jours. L'élévation à laquelle la température arrive en dernier lieu est presque toujours au-dessus de 40°, fréquemment au-dessus de 40°5, mais rarement au delà de 41° dans le cas dont la terminaison est favorable. » Enfin, d'après lui, tant que l'éruption n'a pas atteint la majeure partie de son développement, il n'y a généralement pas de ralentissement définitif de la température. Après le maximum de l'éruption il observe la *défervescence* qui caractérise la scarlatine avec beaucoup de précision, car elle lui est plus habituelle que dans toute autre maladie.

Enfin l'importance de la température est telle que l'état fébrile seul suffit pour annoncer cette affection, même en présence d'une affection rudimentaire ou d'une angine sans exanthème.

Or, dans l'observation II, où la température fut consignée pendant la période hospitalière, elle apparaît continuellement élevée de 1° à 1°1/2 seulement au-dessus de la normale. Elle répond à une fièvre légère et presque continue qui se termine insensiblement vers l'époque de la guérison. Peut-on admettre dans les autres cas qu'il y ait eu une élévation de température pareille à la scarlatine, à l'insu des malades ? Nous ne le pensons pas.

Dans la fièvre éruptive, nous trouvons une angine ; les amygdales, le voile du palais sont tuméfiés et recouverts d'une exsudation blanche caséiforme, peu adhérente et d'une faible consistance. Avec l'angine, coïncide l'engorgement ganglionnaire de la parotide et des glandes sous-maxillaires. La langue, recouverte pendant le premier septénaire d'un enduit blanchâtre, se dépouille bientôt pour laisser à nu ses papilles rouges et saillantes. Au contraire, on ne voit rien de tout cela dans l'exanthème.

La desquamation peut manquer ou s'opérer avec une certaine irrégularité d'allures. Ce symptôme est bien moins important que l'absence de l'anasarque et de l'albumine dans les urines, qui doit être signalée avec soin.

Par nos observations on peut établir encore que l'exanthème n'est pas contagieux, et l'on resterait d'accord avec l'observateur anglais qui signale ce symptôme. Nous pourrons en dire autant de la spécificité, tout en faisant la part des preuves absolues que nous n'avons pas.

D'après Stoll, Willan, Rosen, Hardy et bien d'autres, la scarlatine ne récidive point. Or, dans l'observation III elle avait déjà existé, et malgré cela l'érythème eut lieu. Ce dernier était d'ailleurs bien distinct de la fièvre qui lui ressemble.

La durée de l'exanthème paraît aussi avoir une influence dans l'observation clinique qui attire notre attention. La lenteur de la manifestation est évidente dans les observations I et II.

En somme l'absence d'élévation thermique exagérée, l'absence des lésions pharyngées et rénales, de la contagion, voilà des symptômes assez saillants pour reconnaître l'éruption rhumatismale. Ajoutez-y un caractère irrégulier dans la marche, dans l'éruption, dans la durée, et l'on retrouve cette preuve éclatante d'erratisme et de variabilité communes dans le rhumatisme.

Cependant, il y a un grand nombre d'affections cutanées qui ont assez de ressemblance avec l'érythème pour être confondues avec lui, et en passant rapidement en revue les plus importantes, nous éviterons les erreurs. Ces dernières sont d'autant plus faciles à commettre que les lésions articulaires ne coïncident pas toujours avec l'exanthème. Nous avons signalé ce fait-là, mais il est très-important, car, en dehors de toute maladie franche, quand on observe cette affection, il faut, avant de la déclarer idiopathique, rechercher avec un soin minutieux les causes qui l'ont produite.

La connaissance parfaite de l'étiologie constitue la base du diagnostic de tous les exanthèmes médicamenteux. Pour la belladone, par exemple, on pourrait supposer son existence dans l'organisme par l'action énergique de l'atropine sur la pupille, ce qui conduirait à la rechercher dans l'urine. Dans tous les cas, ces miliaires médicamenteuses disparaissent avec l'élimination des éléments qui les ont produites.

Nous allons passer en revue d'autres maladies plus importantes pour le praticien : La suette miliaire : sans parler des conditions de localité qui président à son développement, de sa coïncidence ou de son alternance avec d'autres fièvres, de sa manière d'être pernicieuse, rémittente, épidémique, etc., etc.; nous ne dirons rien des prodrômes généraux communs à cette maladie fébrile aiguë. Citons seulement les sueurs caractéristiques survenant après la première période fébrile d'invasion, la

démangeaison spéciale de l'extrémité des doigts, la constriction épigastrique. L'exanthème apparaît du troisième
au septième jour. La miliaire rouge, petites taches rarement uniformes de 2 à 5 millimètres de diamètre, ayant
à leur centre un point qui deviendra plus tard une
vésicule ; elles s'effacent à la pression, et chaque poussée
correspond à un redoublement de sueurs. Dyspnée, accidents cérébraux, constriction à l'épigastre, céphalalgie,
fièvre, tout cesse au moment où les vésicules deviennent
opaques et s'affaissent pour donner lieu après à la desquamation furfuracée comme la rougeole ou par lambeaux épidermiques comme dans la scarlatine.

Des palpitations, des vertiges, un catarrhe gastro-intes-
tinal sont encore souvent le cortége d'une convalescence
pénible, qui s'établit du dixième au onzième jour en
moyenne.

Les miliaires sudorales : au milieu d'une diaphorèse
abondante, la sécrétion cutanée est portée à un excès qui
ne peut qu'entraîner des désordres graves sous tous les
rapports. Cette exhalation exagérée détermine un exanthème caractérisé toujours par l'absence de phénomènes
généraux prodromiques, et une rapidité très-grande à
disparaître, comme ils étaient venus. Il n'est pas douteux,
malgré ces signes certains, que des erreurs de diagnostic
se commettent facilement. — On retrouve ces miliaires
dans la scarlatine (scarlatine miliaire de Gubler), et aussi
dans une foule d'autres maladies.

Dans la variole, nous avons le rash variolique scarlatiniforme, qui dure de dix-huit à vingt-quatre heures, et
apparaît au deuxième jour de l'invasion. D'ailleurs pour
le rash on a d'autres éléments de diagnostic : ainsi quand
l'incubation existe, elle dure de douze à vingt-quatre

heures. Le premier ou le deuxième jour après le frisson
initial, on atteint 40° à 40°5, avec les symptômes généraux concomitants, les douleurs lombaires avec irradia-
tion vers les membres inférieurs, et les accidents gastri-
ques du début. L'éruption apparaît à la face du troisième
au cinquième jour après, sous forme de papules rouges
qui arriveront à la vésicule et à la suppuration. Les muqueuses seront prises de leur côté. Une nouvelle poussée
thermique, huitième au dixième jour, apparaît au moment de la fièvre de suppuration qui manque dans la
varioloïde. Enfin sans insister davantage, n'oublions pas
la présence de l'épidémie.

La rougeole. — Plus fréquente chez les enfants, elle
offre au commencement un aspect difficile à méconnaître. Peu ou pas de frisson, fièvre et coryza intense.
Les yeux sont larmoyants, congestionnés. Une toux
sonore et enrouée à la fois dévoile une inflammation du
pharynx sous forme d'un piqueté visible sur des papules
d'un rouge mat. Au menton, aux joues, à la face, l'éruption apparaît déchiquetée, morcelée à ses bords. Cinq,
six et sept jours après survient la desquamation toujours
furfuracée et souvent limitée à la face.

*Le pityriasis rubra aigu maculata ou circinata de
Bazin.* — Il se développe à la face, au cuir chevelu et
principalement au tronc. Quelquefois sur les membres,
les avant-bras et la partie inférieure des jambes. Cette
affection n'est pas généralisée et se montre sous forme
de plaques plus ou moins confluentes, avec élévation
notable du derme au-dessus des parties saines. La rougeur est beaucoup moins prononcée que dans l'érythème,
il répond au pityriasis rosea de Gibert. Les squames
elles-mêmes sont furfuracées, grises ou blanchâtres. La

démangeaison est extrême, et en les irritant on obtient des poussées eczémateuses.

Le psoriasis scarlatiniforme. — Ce dernier nom lui a été donné à cause de sa couleur, mais son siége principal à la plante des pieds, à la racine des cheveux et aux organes génitaux, suffit pour le distinguer.

Bazin, Gintrac, ont cité enfin une roséole scarlatiniforme dont l'invasion se ferait souvent par les membres inférieurs pour arriver plus tard aux supérieurs. L'éruption siégerait particulièrement aux plis articulaires, à la face interne des cuisses ; elle serait plus fréquente en été. Elle disparaît très-rapidement.

Nous ne voulons pas faire un chapitre spécial pour le pronostic, car il nous semble ressortir de la lecture de ce travail que, dans toutes les observations qui en ont été rapportées, et en particulier dans celles que nous donnons, la maladie s'est terminée d'une façon favorable sans jamais donner lieu à aucune complication.

TRAITEMENT

De l'importance du diagnostic découle naturellement celle du traitement. Une médication intempestive pourrait changer la marche de la maladie, et occasionner les désordres les plus graves. Savoir respecter sagement la marche morbide, tout en surveillant tous ses détails, quand la maladie ne présente pas une forme très-grave, est d'une conduite prudente.

C'est ainsi que les applications locales de fécule, d'amidon aideront simplement le travail de desquamation, en adoucissant un peu les démangeaisons, pendant que de légers minoratifs administrés tous les matins laisseront l'appareil digestif en liberté. Une intervention brusque et énergique ne pourrait-elle pas, en effet, arrêter ce travail d'élimination ?

Le médecin anglais s'est trouvé en présence d'un cas difficile (obs. III), et son traitement par le régime alcalin paraît dirigé contre la dyscrasie urique (excès d'acide urique dans le sang ; Todd a signalé même un excès d'acide lactique ; ces deux faits ne sont pas constants). Au moment où l'éruption apparaît, il essaye de relever les forces de son malade considérablement affaibli par dix jours de fièvre. L'infusion de gentiane vient stimuler la muqueuse stomacale, et permettre de digérer ainsi de dix minutes en dix minutes de faibles quantités alimentaires bien choisies. Ce traitement rationnel fut heureusement couronné de succès ; en un mot, la thérapeutique analytique nous paraît être celle qu'on doit adopter.

Reportons-nous maintenant à l'étiologie : nous y trouvons deux causes primordiales qui ont surtout trait à la diathèse, le froid et l'humidité. Les éviter partout où l'on se trouve, tel est le moyen efficace à opposer à notre maladie, et comme ces deux causes existent dans l'atmosphère, une hygiène bien comprise et constante peut seule lutter avec avantage contre l'affection constitutionnelle.

N'oublions pas de citer avec les eaux alcalines de Vichy, Vals, l'hydrothérapie sous toutes les formes et le régime balnéaire à haute température, si favorable au rhumatisme. Si on le peut, il est bon de passer l'hiver en climat chaud et sec, pour éviter l'éruption en obtenant des modifications de l'état diathésique.

CONCLUSIONS

L'érythème scarlatiniforme rhumatismal peut survenir isolé de toute autre manifestation arthritique, mais il peut aussi coïncider avec elle. — Il constitue une espèce morbide bien distincte de la scarlatine, puisqu'il peut survenir après que celle-ci a déjà existé sur le même sujet. — On peut le considérer comme non contagieux et relié essentiellement à la diathèse dont il est une manifestation assez rare. — Sa nature est assez bénigne. Il peut être le point de départ d'une hygiène spéciale qui tendra à modifier l'état constitutionnel. — Enfin, jusqu'à présent l'exanthème se rattache surtout à la forme rhumatismale aiguë.

OBSERVATIONS

OBSERVATION I. — J. P..., exerçant la profession de concierge, est d'une bonne constitution.

Le 2 mai 1873, elle vaquait encore à ses occupations, lorsque le lendemain en se levant, elle éprouva sur le devant de la poitrine une vive démangeaison. Ne sachant à quoi l'attribuer, elle s'examina avec soin et aperçut plusieurs plaques rouges qui étaient séparées entre elles, mais qui se réunirent en quelques minutes pour former un tout continu. — L'envahissement se fit très-rapidement, affectant la partie antérieure du corps de haut en bas, le ventre, les jambes, la partie postérieure, le cou, la tête et la face qui ne fut prise qu'en dernier lieu. Cette marche successive dura dix jours pleins avant que la desquamation commençât. La malade compare sa démangeaison à une brûlure toujours active. La coloration est intense et ne laisse aucun doute par son aspect, mais la gorge examinée avec soin, n'a jamais donné lieu de remarquer soit sur le voile du palais, soit sur les amygdales, une angine quelconque. Les ganglions sous maxillaires n'ont pas été pris non plus. La langue un peu blanche, fébrile, n'a été rouge à aucun moment de la maladie. La fièvre n'a jamais dépassé une moyenne que l'on pouvait prévoir par l'état même de la malade. Le pouls n'a pas subi d'élévation notable. — Les rougeurs n'ont présenté d'élevures d'aucune sorte, elle ont été unies, luisantes, bien caractérisées. Vers le quinzième jour, la desquamation a commencé par lambeaux, principalement au corps. A la face, elle était furfuracée. Beaucoup de cheveux et les ongles tombèrent à ce moment.

En dernier lieu, les yeux eurent un peu de blépharite et occasionnaient de la gêne à la malade, mais vu l'état d'ailleurs excellent on se garda d'y toucher.

Le traitement avait consisté à faire prendre par jour un verre d'eau de Sedlitz avec un litre de lait pour boisson ordinaire. Ajoutez à cela, des applications locales de poudre de fécule sur tout le corps.

Dans cette observation, la période prodromique échappe; la période fébrile dure près de deux semaines. La desquamation fut très-nette. Pas d'angine. La maladie a duré deux septenaires pour arriver à la desquamation. Il n'y a pas eu d'élévation thermique notable.

Cinq mois après, en novembre une attaque rhumatismale se montra.

Le 1er décembre elle rentra à l'hôpital et guérit par le régime balnéaire à haute température.

OBSERVATION II. — Louise N..., 22 ans, domestique, vint occuper le lit n° 33 de la salle Saint-Charles, service de M. Lasègue, hôpital de la Pitié.

Antécédents, Bien réglée d'habitude, santé robuste, à 15 ans elle a eu la fièvre typhoïde.

Pendant deux mois, elle a eu, dit-elle, la fièvre tous les soirs et sans pouvoir en expliquer la cause, elle donne à ce sujet des détails assez nets. Sensation de chaleur à la peau, frissons, perte d'appétit, courbature. Quoiqu'il en soit, le 30 janvier elle vit apparaître des plaques rouges au poignet d'abord, puis au bras, aux avant-bras et aux aisselles. Le soir de ce même jour, tout le tronc était envahi et les jambes furent prises à leur tour.

Les jours suivants, l'éruption se généralise, les plaques se rapprochèrent davantage les unes des autres. La démangeaison était peu notable. La malade éprouvait à la peau une sensation de cuisson qui allait jusqu'à la brûlure. L'appétit est perdu, la fièvre augmente. Malgré tout cet appareil morbide, grâce à sa force, Louise N..., travailla jusqu'au 5 février, jour où elle s'alita à cause de la congestion œdèmateuse des membres inférieurs qui l'empêchait de se tenir debout. A ce moment, l'éruption prend une couleur livide par place, ce qui lui donne un aspect hémorrhagique. Pas de vomissements, courbature supportable.

Le 6, il paraît y avoir eu pendant la nuit une angine très-légère qui a disparu le lendemain sans laisser de traces, ni d'autre souvenir qu'un peu de gêne de la déglutition. Le soir elle éprouve toujours de la fièvre. Une saignée n'améliore pas sensiblement la malade.

Le 9 au soir. Elle entre à l'hôpital et on constate les symptômes suivants : rougeur diffuse intense, léger gonflement de la face, desquamation furfuracée autour des yeux et sur les joues, par lamelles un peu plus larges autour des lèvres, du menton et du cou ; léger œdème des paupières. Les membres supérieurs, les mains surtout, sont gonflés.

La peau est sèche, ridée, fendillée. Sur la poitrine on voit un pointillé serré en petites élevures d'un blanc jaunâtre, c'est l'éruption en pleine période d'état dans toute sa netteté.

La desquamation a commencé déjà à la face antérieure du bras et de l'avant-bras ; à l'aisselle, aux plis du coude, des deux côtés il y a dénudation du derme. Le dos, le ventre, les membres inférieurs sont d'un rouge vif qui conserve en blanc quelques secondes l'empreinte du doigt qu'on y applique légèrement. La démangeaison notable est accompagnée d'une sensation de chaleur, de piqûres d'aiguille. Les genoux, légèrement gonflés, sont le siége d'un épanchement plus prononcé à droite.

A partir du genou, la peau est rouge, luisante, un peu tendue.

L'appétit est diminué, la langue est blanche. Le pouls donne 110 pulsations, la température axillaire 38°2.

Le lendemain 11 février, treizième jour de sa maladie, congestion cutanée a diminué beaucoup, la peau semble moins chaude au toucher, l'œdème est moindre, la desquamation est très-prononcée à la face. Çà et là quelques points où le derme est à nu. Pouls 80. Température 38°.

Le 12. La desquamation fait des progrès, les lamelles sont plus larges. Aux cuisses, on voit une éruption pétéchiale de petits points rouge foncé, ce qui donne à la peau une légère teinte ecchymotique. Pouls 80. Température 38°1.

Le 14 et jours suivants, la malade n'offre pas de variations thermiques différentes, le pouls reste stationnaire.

Le traitement a consisté jusque là à surveiller la liberté du ventre et à appliquer de la poudre d'amidon sur l'épiderme. Mais comme la desquamation s'est faite assez brusquement, le derme est laissé à nu surtout au niveau de toutes les commissures et des espaces interdigitaux avec légère tendance à exsudation. On ordonne un bain complet avec 50 grammes de sulfate de zinc et on continue les jours suivants. Dans l'intervalle des bains, onctions avec de l'huile de foie de morue aux endroits les plus découverts. L'état général reste très-bon.

Du 18 au 20. Nous assistons à une légère conjonctivite, inflammation survenue probablement par propagation, car elle a toujours eu un peu de blépharite ciliaire. D'ailleurs l'état général est excellent et à la fin du mois, la malade entièrement guérie demande à sortir.

Ici encore, l'angine fait défaut, les ganglions n'ont pas été pris, la langue non plus n'a offert à aucun moment l'aspect qu'elle présente dans la scarlatine vraie. Quant à la fièvre qu'elle a éprouvée avant sa rentrée à l'hôpital, était-ce la fièvre rhumatismale si bien décrite par les Anglais ? Les urines examinées à plusieurs reprises, dans le courant de la maladie, n'ont jamais présenté aucune trace d'albumine. Le thermomètre ne s'est jamais élevé au-delà de 38°4.

OBSERVATION III. — *Note sur un cas de rhumatisme avec éruption miliaire et sur un cas de scarlatine miliaire avec rhumatisme aigu*, par F. Royston Fairbank. (Traduction du *Medical Times*, p. 596, tome II, 1869).

A. B... a été récemment soigné par moi pour une attaque de rhumatisme aigu dont voici l'histoire. 26 ans, marié; il y a 14 ans, il a eu une scarlatine très-forte, et depuis, successivement, une attaque de gastrite aiguë, et un zona du thorax.

Depuis quelques mois, à la suite de grands soucis et d'un excès de travail, sa santé a empiré beaucoup.

Cette attaque de rhumatisme fut occasionnée par l'exposition pendant quelques heures à une température très-rigoureuse. Il rentra après chez lui fort mal à l'aise et souffrant beaucoup du poignet gauche. Une attaque violente de rhumatisme se déclara.

La période aiguë durait depuis six jours, quand, après vingt heures d'un trouble général très-grand, une plaque d'éruption scarlatiniforme, en tout semblable à de la scarlanine vraie, apparut sur l'abdomen et gagna pendant la journée le tronc, le cou et les extrémités supérieures. Le matin suivant, l'éruption était couverte de vésicules aussi serrées que possible. Sur le cou, les aisselles et les aines, beaucoup de ces vésicules avaient la largeur d'une pièce de trois pence. Trois ou quatre jours après, les vésicules étaient ou rompues, ou commençaient à se dessécher. A ce moment, c'est-à-dire au quinzième jour de la maladie, l'émaciation et la prostration sont extrêmes. Il y avait de l'incontinence d'urine et de la constipation.

La nuque était d'une sensibilité telle qu'un oreiller de duvet de cygne lui paraissait dur. Le pouls irrrégulier marquait 120. Le premier bruit du cœur était accompagné d'un souffle à la pointe. Pendant le jour le malade est agité, le soir il a du délire. La sueur était très-abondante, âcre (offensive); l'urine chargée de sels, rouge d'abord, puis pâle. Avec une bonne nourriture il recouvra des forces, s'améliora si bien qu'au bout d'un mois il pouvait faire dix milles par jour. (3 lieues).

Le traitement pendant la période d'acuité consista en eau de Vichy (source des Célestins) ad libitum. Opium comme calmant et diète simple. Après l'apparition de l'érythème, infusion de gentiane, quelques préparations ammoniacales. Vin et bonne nourriture de dix en dix minutes par petite quantité nuit et jour à chaque réveil.

Remarque. — Ce cas eut une gravité inusitée, et le malade a échappé à grand peine. Une éruption miliaire, survenant dans le cours d'une fièvre spécifique est ordinairement un fait sans importance, mais quand elle coïncide avec une aggravation dans l'état du malade, particulièrement quand il y a des antécédents mauvais, comme dans ce cas, le pronostic sera défavorable. Mais c'est surtout la question de diagnostic qui appelle toute notre attention, car une semblable réunion de symptômes pourrait survenir dans un cas de scarlatine vraie.

L'auteur fait suivre cette remarque d'une observation de rhumatisme scarlatin. L'éruption a paru le deuxième jour de la fièvre, et les douleurs articulaires le cinquième. Puis vient la remarque suivante :

Remarque. — Si nous comparons ce cas et le précédent, nous trouvons dans tous les deux une éruption scarlatiniforme d'un côté, et une scarlatine miliaire confluente de l'autre, avec une inflammation articulaire rhumatismale, et en les examinant, il serait fort excusable de supposer à première vue que les malades sont atteints de la même affection. Mais dans le dernier cas il y avait une scarlatine bien distincte, tandis que dans le premier, il y avait un rhumatisme aigu, ayant précédé de dix jours l'apparition de l'exanthème. Celui-ci n'a pas eu d'angine. Aucune épidémie ne régnait en ce moment, et l'épouse du malade, qui lui prodigua des soins assidus, ne présenta pendant la convalescence aucun symptôme fâcheux.

Dans un cas semblable, l'importance du diagnostic ne saurait avoir une trop grande valeur.

Ces observations, on le voit, se passent de commentaires.

OBSERVATION IV. — R..., 19 ans, bijoutier, entre le 5 janvier 1874, salle Saint-Raphaël, lit n° 40, service de M. Vulpian.

Antécédents. — Il y a deux ans, il a eu une attaque de rhumatisme articulaire.

Les premiers jours de cette année, le malade a été tout à coup indisposé à la suite de l'indigestion d'une orange, et fut obligé de se mettre au lit. Il vomissait, dit-il, tout ce qu'il prenait, et il éprouva de la fièvre. Il s'administra en vain, des bouillons, du lait au rhum, du vin de quinquina. Un médecin, qu'il se décide alors à appeler, lui ordonne de l'huile de ricin, et obtient cinq ou six garde-robes.

Ceci se passait le 3e jour. Ce jour-là, le malade aperçut, outre un herpès labialis que l'on voit encore, une éruption qui envahit d'abord les cuisses, puis les hanches. Enfin, la poitrine fut couverte d'une légère plaque, et les bras furent pris en dernier lieu.

L'herpès labialis prenait en même temps une teinte noirâtre. Le malade se plaint, en outre, d'un coryza et d'un rhume qu'il aurait, dit-il, depuis quinze jours. Enfin, il assure n'avoir à aucun moment mangé de mets échauffants, qui auraient pu lui provoquer son éruption, pas plus que d'avoir eu des sueurs qui en pourraient être le point de départ.

Etat actuel. — Il y a un peu de toux. Quelques râles muqueux se font entendre à l'auscultation en différents points du poumon. Langue sale. Pouls, 76. Température, 37°4. Respiration, 40.

Au niveau du genou, on ne voit plus qu'une vaste plaque rouge très-étendue, mais qui a pâli par places. A la moitié interne des cuisses, on voit un groupe de papules très-rouges et placées symétriquement. Au périnée, on en voit aussi de récentes ; aux fesses, elles ont pâli. La face antérieure du corps peut être divisée en deux régions : la supérieure recouverte d'une plaque confluente d'un rouge presque uniforme ; le ventre, qui est comme criblé de papules, laissant entre elles un espace de peau normale au niveau de l'omblic.

Les testicules et le pénis sont indemnes.

Le cou et la face n'ont rien. L'érythème s'arrête à la moitié du sternum. Le bras droit n'a rien non plus ; autour des reins, une plaque rouge en ceinture, large comme la main, interrompue sur la ligne médiane. A gauche, elle a pâli considérablement. Le dos ne présente que quelques papules disséminées, dont la plupart sont sèches. Le 6 au soir, température, 38°. Le lendemain : pouls, 76 ; respiration, 36 ; température normale.

A l'auscultation, il faut faire tousser le malade pour obtenir quelques légères bouffées de râles crépitants au poumon gauche. Le droit n'a rien. A l'expiration, on constate du soufflé correspondant au point mat ; ceci à la partie supérieure. A la partie inférieure, submatité, bronchophonie, râles sous-crépitants fins. On porte le diagnostic de broncho-pneumonie à gauche. L'éruption n'a pas changé.

Le 8, l'état général s'améliore beaucoup. L'éruption pâlit, les râles ne s'entendent plus, la respiration est presque normale. Les jours suivants, l'amélioration fait des progrès tellement rapides, que six jours après le malade est totalement guéri.

OBSERVATION V. — *Erythème rubéoliforme et scarlatiniforme de nature rhumatismale.* (Observation communiquée par M. le Dr Landrieux, chef de clinique.)

Le 17 mars 1869, entrait à l'hôpital Beaujon, dans le service de M. le professeur Gubler, un malade âgé de 19 ans, domestique. D'une constitution robuste, d'un tempérament sanguin, il dit n'avoir jamais été malade ; mais depuis huit jours, il a été pris d'un malaise général, avec sentiment de courbature. Il a eu trois épistaxis, a été pris de larmoiement et d'une toux fréquente. Depuis cette époque, il a de l'inappétence et de la diarrhée, qui revient de temps à autre. Pas de vomissements, pas de rachialgie. Enfin, phénomène important, il a éprouvé de violentes douleurs dans les articulations des genoux ; ces douleurs ont été tellement intenses, surtout à droite, qu'un médecin consulté, fit appliquer neuf sangsues au pourtour du genou droit.

Etat actuel. — Ce matin seulement (9e jour de la maladie), une éruption s'est montrée avec les caractères suivants : à la face, on observe une multitude de points érythémateux ne faisant aucune espèce de saillie ; ces surfaces rouges, confluentes dans certaines parties, sont dans d'autres endroits séparées par des îlots de peau saine. La rougeur vive s'efface sous la pression du doigt, mais reparaît presque immédiatement. C'est une éruption tout à fait rubeoliforme, et nulle part sur les autres points du corps on n'observe d'éruption analogue. Mais les muqueuses sont prises ; les conjonctives palpébrales sont rouges, injectées, larmoyantes. il y a du coryza. La langue, légèrement saburrale, est rouge à la pointe, et on constate une rougeur érythémateuse de l'isthme pharyngien ; pas de trace d'éruption sur la voûte et le voile du palais. — Il y a des râles de bronchite, des râles secs et humides et une expectoration purulente. La soif est vive, la prostration extrême ; le pouls est à 110.

18 mars. — L'éruption a pris une grande extension ; elle est confluente le matin, sur le tronc et aux membres inférieurs. Elle est constituée par une multitude de plaques d'érythème d'une étendue variable, mais très-rapprochées les unes des autres. Aux membres supérieurs, l'éruption est nettement papuleuse, mais discrète. La teinte générale de l'éruption est d'un rouge vineux prononcé. On constate ce matin un bruit de souffle net à la pointe et au premier temps. On distingue aussi quelques frottements péricardiques superficiels. Le soir, pouls 90 ; peau chaude. L'éruption a beaucoup pâli à la face et sur le tronc, tandis que sur les membres inférieurs elle est devenue confluente. La langue se desquame. L'érythème guttural persiste, mais n'est pas plus prononcé. Larmoiement continu. Il y a peu de râles dans la poitrine ; cependant le malade a toujours une expectoration muco-purulente (les crachats ne sont nullement nummulaires).

Balano-posthite consécutive à l'éruption, qui, sur la verge et sur les bourses, a été très-intense. Rétention d'urine.

19 mars. L'éruption s'efface partout, laissant à sa place une teinte rouge avec une apparence œdémateuse. Température 38° 8. Le soir, 60 pulsations seulement. Urines albumineuses. Pas de douleurs articulaires.

Le lendemain, à peine retrouve-t-on les traces de l'éruption. Pas de rougeurs, pas de douleurs. Température, 38° 6.

Les jours suivants, l'amélioration continue. Au visage, la desquamation est furfuracée, mais sur le scrotum l'exfoliation se fait par de larges lamelles épidermiques, comme dans la scarlatine.

OBSERVATION VI. — L... C..., 18 ans, boulanger, entre le 16 mai 1873, à l'hôpital de la Charité, salle Saint-Louis, lit n° 25, service de M. le Dr Bourdon, interne M. le Dr Chouppe.

D'une excellente santé antérieure, ce jeune homme n'a jamais fait de maladie grave, et il fut pris tout à coup, le 12 mai, de légers frissons, avec perte d'appétit et bouche amère. Il travailla encore le 12 et le 13. Le 14, il s'aperçut qu'il avait des rougeurs très-vives sur les membres inférieurs. En même temps, il éprouva une légère gêne de la déglutition. D'après lui, les rougeurs, sans sensation de chaleur à la peau ni démangeaison, auraient occupé d'abord et symétriquement la face interne des cuisses, et ne se seraient généralisées aux membres inférieurs que peu à peu.

Etat actuel. — Appétit nul. Langue épaisse, blanchâtre, crénelée ; un peu de céphalalgie frontale. L'appareil respiratoire, le cœur, les articulations sont indemnes. Du reste, le malade n'aurait jamais eu de rhumatisme, et comme antécédent héréditaire, l'on ne peut rien savoir de certain. Les membres inférieurs dans toute leur étendue, aussi bien les jambes que les cuisses, et la région hypogastrique jusqu'à quatre travers de doigts au-dessous de l'ombilic, sont le siége d'une rougeur uniforme, disposée sous forme de plaques, ne laissant entre elles que de très-petits intervalles de peau saine. Cette éruption, indolente au toucher, sans bords saillants, est d'une coloration rouge très-vif, qui rappelle aussi la lymphangite aréolaire ; les ganglions inguinaux ne sont ni gonflés, ni douloureux. La coloration est uniforme, et il est impossible de constater aucune trace de réseau ; elle disparaît sous le doigt.

Les amygdales et les piliers du voile du palais sont le siége d'une légère rougeur. La déglutition est moins gênée que les jours précédents.

Fièvre très-légère ; le premier jour on lui donna de l'eau de Sedlitz à prendre. Le lendemain, 17 mai, l'érythème commence à pâlir.

Le 18, il est un peu plus prononcé qu'hier. Le lendemain et le surlendemain suffisent pour voir tout disparaître. Il n'y a plus de fièvre, l'appétit est revenu. Le 22, le malade va tout à fait bien, et demande à sortir.

Le 23, le malade qui devait sortir hier, a été pris dans la soirée de douleurs dans le genou droit qui est, ce matin encore, tuméfié et tendu. Les jours suivants, plusieurs articulations (genoux, coudes(etc.) furent prises, mais il ne se manifesta aucune complication du côté des grandes cavités séreuses, et le malade put enfin sortir de l'hôpital, le 15 juin 1873.

OBSERVATION VII. — *Erythème scarlatiniforme et papuleux.* (Thèse de Paris, 1862, D<r> Ferrand.)

Le 28 juin 1862, V... entre à l'hôpital du Gros-Caillou, 26 ans.

Antécédents. — Six ans auparavant, rhumatisme articulaire ayant duré trois mois ; il y a cinq ans, scarlatine sans anasarque.

Il y a six jours, état fébrile complet ; trois jours après, érythème papuleux aux avant-bras, voisinage du coude, gagne les épaules, les membres inférieurs au pourtour de la cheville et des genoux.

Cet érythème présente, en certains points, l'aspect de papules ; en d'autres, ce sont de petites taches, en tout semblables à l'éruption scarlatineuse ; le troisième jour de l'éruption, les jointures deviennent donloureuses et le genou se gonfle ; l'éruption pâlit ; une nouvelle poussée éruptive se fait dans le courant de juillet, disparaît au bout de vingt-quatre-heures ; la fièvre tombe, et le malade entre en convalescence.

INDEX BIBLIOGRAPHIQUE ET OUVRAGES CITÉS

CAZENAVE. *Annales des maladies de la peau*, t. IV, n° 7.

GALLIEN. Adscripta introductio, seu medicus, cap. XVII.

BOERHAAVE. Aphorismos.

VAN-SWIETEN. Commentaria in Hermani Boerhaavi aphorismos.

DAVID HAMILTON. De Febre miliari, 1710.

PIERRE GERIKE.   —   —   1715.

HUXHAM. De aere et morbis epidemicis obs. années 1727 à 1748.

ALLIONI. De Miliarium origine, 1758.

FRÉDÉRIC HOFFMANN. 1733.

JOSIAS WEITBRECHT. De Febrili constitutione petechi, Saint-Peters-
    bourg, 1735.

STORCK. Morbus cum petechiis, épidémie de Mayence et N. Cassel,
    1755.

SYDENHAM. Trad. de Jault (Section VI, cap. VI, 1716) et (t. I, p. 355).

BAILLOU. De Rhumatismo liber, 1762.

STOLL. 1776. Traduction Mahon, Médecine pratique.

LORRY. 1777. Maladies de la peau.

POUPART. 1784. Traité des dartres.

CULLEN. Synopsis nosologiæ methodicæ.

WILLAN. Description and treatment of cutaneous deseases. London,
    1798.

BARTHEZ. 1802. Traité des maladies goutteuses.

CRUVEILLHIER. 1812.

CHOMEL. 1813.

PINEL. Nosographie philosophique, 1818.

SAMUEL PLUMBE : A practical treatise on deseases of the skin (1824).

SCHÖENLEIN. Peliosis rhumatica.

FUCHS CONRAD HENRY. *Bulletin des sciences médicales de Ferussac*,
    t. XVIII, p. 274.

MURRAY. 1830. *Journal médical d'Edimbourg*, t. XXIII, p. 43.

Dr COCK. *London Médical Gazette*, t. V, p. 655.

ALIBERT. Traité des dermatoses, 1832.

RAYER. Traité théorique et pratique des maladies de la peau. Paris,
    1835.

Bouillaud. Traité du rhumatisme, 1840.

Villeneuve. Dictionnaire des sciences médicales, en 60 volumes.

Trousseau et Pidoux. Traité de thérapeutique, p. 554.

Grisolle. Traité de pathologie interne, t. II, p. 962.

Monneret. Thèse de concours, 1851.

    —   Leçons à la Faculté de médecine, 1862.

    —   Pathologie générale.

Ouvrages de clinique :

Trousseau, Paris.

R.-J. Graves, Dublin.

Bennett, Edimbourg.

Monneret et Fleury. *Compendium de médecine.*

Ferdinand Hébra. Traité des maladies de la peau, Vienne, 1873,

Bazin. Arthritides. Affections cutanées arthritiques et dartreuses
(*Annales de dermatologie et de syphiliographie*).

Hardy. Erythèmes.

Wilson. Diseases of the Skin, 1863.

Eisenmann. Die pathologie und therapie der Reumatosen in genere.
1860.

Dr Blondeau. *Archives de médecine*, 1870.

Guéniot. Thèse. Paris, 1862.

Ferrand. Thèse. Paris, 1862.

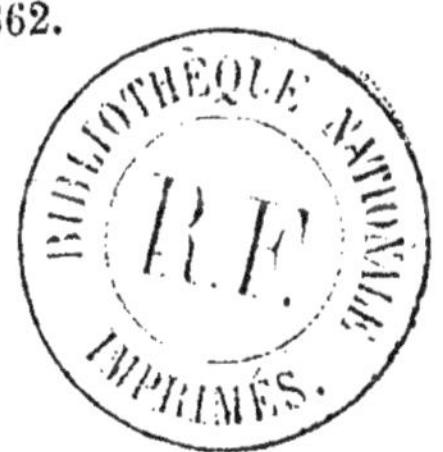